Marcé

Tol 19.

CAS DE MORVE AIGUË

OBSERVÉE CHEZ UNE FEMME

A L'HÔTEL-DIEU DE NANTES.

CONSIDÉRATIONS

SUR

LA NATURE SPÉCIALE DE CETTE MALADIE

ET SUR L'ORDRE PRÉSUMÉ

DANS LEQUEL DOIVENT SE DÉVELOPPER LES ALTÉRATIONS ANATO-
MIQUES QUI LA CARACTÉRISENT;

PAR M. MARCÉ, D.-M. P.

La femme Lecoz, Yves, née Marie Jaffré, journalière, âgée de 48 ans, native de Motreff, département du Finistère, demeurant à Nantes, rue Saint-Clément, entre à l'Hôtel-Dieu le 6 mai dernier, dans la salle n.º 11.

A son entrée, on porta pour diagnostic : *rhumatisme articulaire du genou gauche;* elle n'avait que peu ou point de fièvre, et le 6 la prescription fut : *le quart d'aliments et limonade citrique (bis).*

Le 7, elle fut mise au bouillon de poulet.

Le 8, on revint au quart d'aliment et à la soupe.

Le 9, le gonflement du genou gauche persistant, quinze sangsues furent appliquées sur cette articulation.

Le 10, le genou droit était aussi lui gonflé et même beaucoup plus que le gauche; la jambe droite était tuméfiée avec teinte luisante et rougeâtre : quinze sangsues furent également appliquées sur cette articulation; vers la partie externe de la jambe droite on remarqua une tache d'un rouge bleuâtre, de la largeur d'une pièce de cinq francs. Point ou peu de fièvre; cependant, le soir, il y avait un peu plus d'accélération du pouls, et tout le corps était couvert de sueur, et cette sueur était même assez abondante pour qu'on fût obligé à la changer tous les jours de chemise. C'était surtout vers 3 ou 4 heures de l'après-midi que se montrait cette sueur. Pendant la nuit, la malade était calme.

Du reste, comme nous l'avons déjà dit, la fièvre, le matin, était à peu près nulle; la malade accusait de l'appétit, et le 10 il lui fut marqué la *demie* le matin et *quart* le soir.

Le 11, vingt sangsues furent placées sur le genou droit qui était toujours gonflé, très-douloureux; la jambe continuait aussi elle à être tuméfiée, un peu violacée, douloureuse. La malade ne pouvait la remuer que très-difficilement, était dans l'impossibilité de marcher et pouvait même à peine se tenir sur ses jambes.

Le 12, 15 sangsues furent appliquées sur le genou gauche toujours tuméfié et douloureux, mais à un moindre degré que le droit; la jambe gauche était aussi elle gonflée et douloureuse, mais à un moindre degré que la jambe droite. A cette époque, nous n'observâmes point encore de taches rougeâtres sur la jambe gauche.

La malade urinait facilement; elle allait facilement et naturellement à la selle.

Le 13, un vésicatoire n.° 3 fut placé sur le genou gauche. Le gonflement et l'endolorissement de cette articulation diminuèrent notablement sous l'influence de ce vési-

catoire, qui prit largement et complétement et donna issue
à beaucoup de sérosité.

Placé comme vésicatoire volant, au bout de deux ou
trois jours, il était complétement sec.

Du reste, les douleurs des genoux étant vives, nous
donnâmes cinq centigr. d'extrait thébaïque.

Le 13, on remarqua que le poignet droit se tuméfiait,
il était douloureux; la main droite était tuméfiée, douloureuse, d'une teinte érysipélateuse; il y avait un peu de
douleur au coude droit.

Le 14, le poignet gauche se prit aussi de tuméfaction
et de douleur; mais à un moindre degré qu'à droite; le
gonflement et la rougeur érysipélateuse de la main gauche
étaient aussi moins marqués qu'à droite. A cette époque
le genou gauche se trouvait à peu près complétement dé-
barrassé de douleur et de gonflement; les mouvements en
étaient faciles; les taches ecchymotiques de la partie externe de la jambe avaient à peu près disparu; du reste,
encore un peu de gonflement du membre.

Le 15, un deuxième vésicatoire volant de la plus large
dimension fut appliqué sur le genou droit. Ce vésicatoire
prend très-bien aussi, et, comme au genou gauche, ap-
porte une diminution notable au gonflement et à la douleur de l'articulation.

A cette période de la maladie, la femme Lecoz n'avait
jamais toussé, n'avait jamais accusé de mal à la gorge,
dans le nez, n'avait point offert de signes de coryza; toutefois, nous devons dire qu'il y avait, chez elle, un peu
d'enchifrènement. Elle nous rapporta que, depuis deux
mois, elle était atteinte d'une fièvre intermittente tierce.

L'arthrite double du genou dont elle se trouvait actuel-
lement atteinte, nous donna l'idée d'ausculter le cœur,
qui ne nous fournit aucun signe d'endocardite ou de pé-
ricardite; la poitrine se montra également parfaitement
intacte à l'auscultation.

Dès le 15, nous avions remarqué vis-à-vis le canal nasal
gauche, au-dessous du tendon de l'orbiculaire, une tache
rouge un peu oblongue de haut en bas, avec tuméfaction
légère.

Le 16, une semblable rougeur se manifestait suivant le trajet du canal nasal droit.

Le 17, en raison de l'amélioration qu'avaient paru déterminer les vésicatoires des genoux, nous en plaçâmes un sur le poignet droit.

Le 18, cette marche successive du rhumatisme articulaire, l'apparence fébrile avec sueur de la seconde moitié du jour, nous donnèrent l'idée d'administrer du sulfate de quinine. Nous en donnâmes trente centigr.

Le 19, trente autres centigrammes de sulfate de quinine furent administrés. Le reste de la prescription fut potion gommeuse avec sirop diacode 15 grammes, de la limonade, et pour alimentation de la bouillie.

Le 20, application d'un vésicatoire sur le poignet gauche. Le gonflement et la rougeur des poignets diminuèrent notablement sous l'influence des vésicatoires. Cet effet des vésicatoires fut toutefois plus marqué à droite qu'à gauche.

Le 21, nous remarquâmes que, par l'une et l'autre narine, il s'écoulait un flux abondant de mucus jaunâtre, puriforme; l'écoulement était beaucoup plus abondant par la narine gauche que par la droite. La prescription fut encore : sulfate de quinine, 30 centigr.; limonade; bouillie.

Le 22, même prescription.

Le 23, la tuméfaction et la rougeur signalées déjà de chaque côté du nez, le long du canal nasal, augmentent d'une manière notable; les yeux deviennent chassieux et larmoyants; un vésicatoire est appliqué sur la région cervicale.

Nous remarquâmes, ce même jour, sur la joue droite, au-dessus de l'os molaire, une pustule du volume d'une noisette, d'une teinte jaunâtre, à parois épidermiques qui semblaient prêtes à se rompre sous la pression du pus qu'elles récélaient. Ce fut dans ce moment que M. Brunel, l'élève interne, voulant toucher à cette pustule, je fus frappé de l'idée que ce pouvait être un cas de morve aiguë, et que je lui recommandai de s'abstenir de tout contact.

A la cuisse droite existaient aussi des pustules jaunâtres plus volumineuses que les plus gros boutons de variole. Aux jambes sé remarquaient des taches bleuâtres.

Deux ruisseaux de morve s'échappaient des narines. Lorsque la malade était placée la tête en supination, les mucosités descendaient par les arrière-narines ; la déglutition était devenue difficile ; cependant elle disait qu'elle n'avait pas de mal à la gorge. On essaya de voir l'arrière-gorge, et l'on y remarqua quelques concrétions d'un blanc jaunâtre paraissant adhérentes. La malade n'avait pas de délire ; elle répondait aux questions qu'elle pouvait comprendre. C'était une Bretonne ne comprenant et ne parlant que quelques mots de français.

Cette circonstance nous empêcha de savoir d'elle si elle ne s'était point trouvée en contact avec quelque cheval malade. Il résulta, du reste, des renseignements que nous nous empressâmes de prendre à cet égard, que cette femme, après avoir travaillé dans les mines de charbon de terre de l'Anjou, avait pris le parti de retourner dans son pays, en Bretagne, à Pleyben, département du Finistère ; que, là, il lui était arrivé de coucher, de passer des nuits dans des écuries où se trouvaient des chevaux.

Voilà le seul fait d'étiologie qu'à l'égard de ce cas de morve aiguë il nous ait été donné de constater. Bien que nous ne puissions, à ce sujet, formuler d'autre détail, nous devions le signaler comme bien propre à compléter le diagnostic déjà si évident de la terrible maladie que nous avions sous les yeux.

Le 24, la tuméfaction de la face, déjà très-marquée dès la veille, prit un accroissement de plus en plus considérable ; les paupières se tuméfièrent au point que la malade ne pouvait plus ouvrir les yeux. Des deux narines s'échappaient deux ruisseaux de mucus jaunâtre, le pouls devint plus accéléré, il atteignit 120 par minute. La respiration devint stertoreuse. La malade ne manifesta plus aucune connaissance. Aussitôt qu'on voulait lui faire avaler une simple cuillerée de tisane, elle était menacée de suffocation.

Une nouvelle pustule se remarqua sur la jambe gauche; plusieurs autres se développèrent sur les extrémités.

Le 25, au matin, accélération de plus en plus marquée de la respiration. Agonie; mort dans la journée.

Autopsie faite 22 heures après la mort.

Aspect extérieur. Raideur cadavérique, infiltration séreuse des extrémités supérieures et inférieures.

Des pustules, variant entre le volume d'une noisette et celui d'un grain de chenevis, sont disséminées de la manière suivante, sur toute la surface extérieure du corps :

Toute la joue gauche, les paupières sont recouvertes de croûtes formées par des pustules affaissées. Toutes ces parties, surtout les paupières, sont d'une teinte violacée.

Plusieurs pustules, saillantes et formant groupes, se remarquent sur la face. Sur la joue droite existe une grosse pustule isolée.

On en trouve également un certain nombre à la partie antérieure du torse, sur les membres thoraciques, au bras droit, au bras et à l'avant-bras gauche. On en trouve une isolée à la partie externe du deltoïde gauche. Il y en a une au-dessus de chaque sein et une d'un volume plus petit au-dessous du mamelon droit.

Deux grosses pustules, entourées d'un cercle bleuâtre, se remarquent à la partie antérieure de la cuisse droite. On en voit quatre autres à la partie interne de la jambe droite. L'une de celles-ci est grosse comme une noisette. A la cuisse gauche existent deux de ces pustules.

Un certain nombre de taches bleuâtres, qui ne sont autre chose que des rudiments de pustules, se remarquent à la partie antérieure et inférieure du torse, au bras droit et à l'avant-bras gauche.

Chacune de ces pustules était essentiellement formée par une certaine quantité d'un pus sanieux soulevant extérieurement l'épiderme aminci, et tapissée intérieurement par une couche pseudo-membraneuse, au-dessous de laquelle le derme, formant la base de la pustule, était rouge et épaissi.

Le tissu cellulaire de la face est considérablement infiltré ; la glande sous-maxillaire gauche est un peu rouge
et gonflée ; à la partie antérieure du muscle temporal
gauche on remarque un abcès placé précisément entre le
périoste et la surface osseuse dénudée, sur laquelle il re-
pose immédiatement.

Le tissu cellulaire de la joue gauche est d'un aspect
lardacé et infiltré d'une petite quantité de pus.

Dans le voisinage d'une ecchymose de la jambe droite,
au-dessous du genou, on trouve un abcès sous-cutané.
Les cavités articulaires des extrémités inférieures ne ren-
fermaient pas de pus.

Les muscles, dans quelques points, paraissaient légère-
ment infiltrés d'un sang noir, sans autre lésion notable.

Fosses nasales et cavité buccale.

La partie postérieure du pharynx est recouverte de
pustules enchâssées dans l'épaisseur des membranes et
présentant un fond grisâtre.

Ces pustules se prolongent dans toute la longueur du
pharynx jusqu'au niveau de l'ouverture laryngienne, toujours avec les mêmes caractères ; c'est-à-dire, arrondies,
grisâtres, enchâssées dans l'épaisseur des membranes, et
ayant l'aspect de pustules varioliques. Sur la partie laté-
rale droite du pharynx, au niveau de l'ouverture du larynx, existe une ulcération à fond grisâtre et anfractueux,
avec enduit pseudo-membraneux, surtout en arrière.

L'épiglotte est recouverte d'ulcérations, ainsi que la
face interne du larynx, surtout vers les parties latérales.

Les fosses nasales, surtout à gauche, sont tapissées
d'ulcérations et de concrétions pseudo-membraneuses. La
muqueuse, épaissie, est comme lardacée, rouge, bour-
soufflée, remplissant les fosses nasales qui étaient entière-
ment oblitérées.

A droite et à gauche, le cornet inférieur est beaucoup
plus malade que les cornets moyens, et surtout que les
cornets supérieurs.

La teinte des cornets inférieurs est rougeâtre; ils sont
parsemés d'ulcérations à fond grisâtre, cependant le fibro-
cartilage ne paraît pas dénudé.

Sous le cornet inférieur gauche, aux environs de l'ouverture du canal nasal, il y a beaucoup de boursouflement et de rougeur.

La muqueuse qui tapisse les voies lacrymales, vers la région du sac, est également rouge et boursouflée.

Le sinus maxillaire droit contient du pus, la muqueuse est ramollie.

Le voile du palais est épaissi, lardacé, détaché de son insertion osseuse par une couche de pus concret et liquide interposé entre le bord postérieur de la voûte et les parties molles, privées ainsi de points d'attache ; l'épine palatine et les apophyses ptérigoïdiennes se trouvent ainsi mises à nu. Mais là ne se borne pas le décollement ; il envahit, d'une part, toute la moitié postérieure du plancher des fosses nasales à droite et à gauche, et toute la moitié postérieure de la voûte palatine. Il en résulte ainsi une vaste nécrose de la totalité des os palatins qui sont dénudés, rugueux et imprégnés de pus sur toute leur surface, de même que de la partie postérieure de la cloison des fosses nasales qui est également dénudée.

Poitrine. — Dans la cavité gauche de la poitrine, épanchement de 300 grammes environ de sérosité. Carnification ou splénisation de la partie inférieure et postérieure du poumon gauche, qui, dans sa partie supérieure est perméable et crépitant, mais infiltré d'une abondante sérosité. Du reste, point d'abcès métastatique.

Sérosité assez abondante dans le péricarde, légère hypertrophie du cœur ; oreillette droite distendue par des caillots, qui se prolongent dans le ventricule ; caillot très-volumineux dans l'aorte.

Abdomen. Le foie seul a été examiné : à la partie inférieure et moyenne du lobe droit, tache d'ecchymose, premier degré d'un abcès métastatique. Du reste, rien d'anormal.

RÉFLEXIONS.

Ces réflexions porteront : 1.º Sur la nature spéciale de la maladie dont nous venons de donner la description ;

2.º Sur les corrélations qui, dans cette observation, existèrent entre les phénomènes de la maladie et les altérations cadavériques ;

3.º Sur l'enchaînement bien caractéristique que présentèrent les diverses périodes de cette affection ;

4.º Sur le contraste singulier qui, pour les divers symptômes, exista entre la date de leur apparition et le degré de l'altération anatomique qui leur fut corrélative ;

5.º Sur la possibilité d'analyser les diverses périodes de ce cas de morve aiguë à un point de vue tel que cette maladie se caractérise, 1.º par des phénomènes qui lui sont propres, essentiels ; 2.º par des phénomènes qui, tels que la pyogénie, lui sont communs avec d'autres maladies ;

6.º Sur la possibilité d'établir des analogies non équivoques entre certains phénomènes propres à la morve, lesquels se différenciant par le siége, se rapprochent cependant par le mode d'altération que subissent les tissus au sein desquels ils apparaissent ;

7.º Enfin, sur la possibilité d'arriver à quelques déterminations thérapeutiques ressortant du siége spécial et du foyer probablement primordial de la morve aiguë dans les fosses nasales.

Analysons cette maladie sous ces divers rapports.

La nature spéciale de la maladie dont il s'agit ici ne peut faire l'objet d'un doute, ce fut bien un cas de morve aiguë : cette fluxion rhumatismale articulaire, cette infiltration avec rougeur érysipélateuse et ecchymotique des membres affectés ; ces pustules, ces bulles purulentes, ce coryza puriforme et, de plus, le contact qu'eut, sans doute, cette femme avec des chevaux, tous ces symptômes, tout cet enchaînement de phénomènes et de circonstances prouvent manifestement qu'il s'agissait là de cette terrible maladie se transmettant du cheval à l'homme et s'étant, jusqu'à ce jour, fatalement terminée par la mort.

Mais, indépendamment des symptômes, les lésions cadavériques constatées dans ce cas spécial, ne caractérisent-elles pas suffisamment cette maladie ?

Quelle est, en effet, la maladie aiguë qui offre dans les

fosses nasales des lésions se rapprochant de celles qu'il nous a été donné de constater ; dans quelle maladie, autre que la morve aiguë elle-même, trouverons-nous ces pustules, ce boursouflement, ces taches ecchymotiques, ces dépôts pseudo-membraneux tapissant les fosses nasales, pénétrant dans les voies lacrymales et jusque dans les sinus maxillaires, comme nous le montra le fait que nous analysons, s'étendant dans toute la longueur du conduit guttural, et pénétrant jusque dans le larynx lui-même ; — dans quelle maladie, autre que la morve aiguë elle-même, trouverons-nous ces abcès des fosses nasales allant jusqu'à la dénudation des os palatins, de telle sorte que la membrane pituitaire, la membrane palatine et le voile du palais flottaient dans ces cavités privés de leurs points d'insertion, et séparés des os correspondants par une couche tout à la fois puriforme et pseudo-membraneuse.

Dans quelle maladie enfin, autre que la morve aiguë, trouverons-nous ces pustules, ces bulles purulentes, ces abcès observés par nous sur divers points du corps ?

Ainsi, point de doute à cet égard, au point de vue étiologique, de même qu'au double point de vue des symptômes et des lésions cadavériques, la maladie que nous analysons fut bien un cas de morve aiguë.

Nous ajouterons que ce cas de morve aiguë fut probablement produit par infection plutôt que par inoculation directe et immédiate, et notre preuve, c'est que, sur le corps de cette femme, nous n'avons trouvé aucune trace de plaie qui pût être considérée comme la source et le foyer de la contagion.

Une corrélation remarquable existe dans ce cas de morve aiguë entre les phénomènes de la vie et les altérations anatomiques qu'il nous fut donné de constater après la mort.

De même que nous avons à signaler deux groupes très-distincts de phénomènes ; de même, nous avons à signaler dans une très-exacte corrélation deux groupes très-distincts de lésions cadavériques : à l'affection rhumatismale, à l'infiltration érysipélateuse des membres supérieurs, inférieurs, des environs des fosses nasales, aux taches ecchymotiques, aux pustules, correspondaient sur le cadavre, cette suffusion séreuse des membres supérieurs, des membres inférieurs, de la face, suffusion siégeant sous la peau et dans les interstices musculaires. A l'éruption pustuleuse, aux tumeurs sous-cutanées correspondaient avec non moins de vérité, ces érosions du derme, ces abcès que nous trouvons l'un au voisinage du genou droit, l'autre à la région temporale droite ; et le corysa puriforme et l'enchifrènement, la dysphagie qui marquèrent la dernière phase de cette terrible maladie, n'eurent-ils leur très-exacte et très-immédiate corrélation dans les lésions si profondes et si variées que manifestèrent, en même temps, les fosses nasales et leurs cavités annexes, le canal naso-pharyngien et le larynx lui-même?

Notre attention doit, de plus, se diriger sur un rapprochement qui ne manque pas de singularité. Il se trouva que les phénomènes qui se manifestèrent dans les premières périodes de la maladie, ne furent pas ceux qui s'accompagnèrent des lésions cadavériques les plus profondes. Il se trouva, au contraire, que les accidents qui fermèrent, en quelque sorte, la marche de ce triste cortége de symptômes, et dont l'apparition ne précéda la mort que de quelques jours, ou même de quelques heures, furent précisément ceux qui laissèrent après la mort sur les organes, les empreintes, les altérations les plus profondes.

Il résulta, pour nous, de ce contraste apparent, que les phénomènes qui, comme la fluxion rhumatismale et l'infiltration érysipélateuse des membres, pourraient, au premier abord, dans notre observation, être qualifiés de symptômes primitifs, devraient bien plutôt être considérés comme des résultats secondaires, tandis que les phénomènes qui, tels que l'enchifrènement et surtout le coryza, n'apparurent qu'en dernier lieu, appartiendraient, en raison des lésions cadavériques qui leur furent corrélatives, à un ordre de phénomènes véritablement primordiaux et générateurs dans la succession et la généalogie des divers éléments constitutifs de la morve aiguë.

Justifions ces présomptions par les faits qu'il nous a été donné d'observer.

Les phénomènes qui, par ordre de date, se manifestèrent ostensiblement à notre observation, furent d'abord, comme nous l'avons dit, une arthritis très-marquée des genoux et des poignets avec infiltration concomitante des jambes et des avant-bras, eh bien! cet ordre de symptômes qui s'é-taient manifestés avant tous les autres, ne laissa dans les tissus, interrogés après la mort, que des lésions infiniment peu significatives, si nous les comparons à celles que nous allons immédiatement analyser.

Après les fluxions rhumatismales l'ordre de date nous amène chez le sujet en question, les pustules, les bulles pu-rulentes. Eh bien! ces lésions, bien que postérieures en apparition, s'accompagnèrent d'altérations ici non équivo-ques et très-significatives, comme le prouva la disposition du derme qui, formant la base des pustules, était aminci, excorié, et, de plus, enduit d'une couche pseudo-membra-neuse, d'une contexture supposant déjà plusieurs jours d'existence.

Un autre ordre de date (il s'agit des trois ou quatre jours qui précédèrent la mort) fait surgir une autre série de phénomènes, ce sont les tumeurs du canal nasal, ce sont ces deux ruisseaux de morve s'échappant avec abondance par l'une et l'autre narine. Eh bien! ces accidents d'appa-rition si récente se rapprochent, sur le cadavre, de lésions d'altérations si étendues, si variées, si profondes, qu'il y a là nécessairement discordance, contraste, entre la date des symptômes et la date des altérations anatomiques qui leur correspondent.

D'importantes inductions résultèrent pour nous de ces considérations diverses. Nous dirons et nous penserons que, dans la détermination des périodes diverses de la morve aiguë, les observateurs ne se sont peut-être laissé guider que par les apparences les plus extérieures, les plus su-perficielles, les plus secondaires de cette terrible maladie, qu'il y a lieu de supposer que comme la plupart des af-fections contagieuses, cette maladie a un siége de pré-dilection; que, pour la morve aiguë, ce siége, ce foyer spécial est sans doute dans la cavité des fosses nasales, que là se manifesterait tout d'abord le premier indice de la contagion dans les cas au moins où la maladie a pour cause l'infection proprement dite; que, des altérations dont les fosses nasales sont dans la morve aiguë, le siége spécial et primitif, dépendent toutes, ou presque toutes les altérations qui se produisent dans les autres organes; que la disposition des anfractuosités nasales est peut-être la seule et unique cause de l'erreur dans laquelle les observateurs sont tombés relativement aux évolutions apparentes des phénomènes de la morve aiguë, que s'il était possible à l'œil de pénétrer dans ces anfractuosités, tout comme il lui est donné de parcourir d'un regard toute la superficie du corps, on reconnaîtrait sans doute immédiatement que les phénomènes spéciaux de la morve peuvent sommeiller pendant longtemps peut-être dans l'intérieur des fosses nasales avant de donner lieu à cette généralisation d'accidents pyogéniques qui la traduisent au dehors, que dès lors il y a nécessité d'effectuer dans la pathogénie actuelle de la morve aiguë une complète interversion, et de placer précisément au premier rang les phénomènes qu'une observation défectueuse et insuffisante place ordinairement au dernier.

Nous ajouterons que ces inductions n'offriraient pas seulement un intérêt de curiosité historique et diagnostique, mais qu'elles pourraient conduire à des inductions thérapeutiques spéciales, à l'application par exemple de quelques topiques, qui tels que les caustiques liquides et surtout les caustiques diffusibles comme l'ammoniaque, pourraient par leur application sur les divers points des fosses nasales, modifier et neutraliser peut-être le germe de la maladie.

Dans tous les cas, toutes les fois qu'on pourrait soupçonner l'existence de la morve aiguë, il résulterait de ces inductions anatomiques la nécessité d'examiner, avec la plus grande attention et toute la minutie possible, l'intérieur des cavités et anfractuosités nasales.

Voici du reste un autre point de vue sous lequel il nous paraît possible d'envisager les phénomènes anatomiques, considérés dans les fosses nasales proprement dites; nous y constatons les lésions élémentaires suivantes:

1.º Des pustules complétées ou déchirées;

2.º Des enduits pseudo-membraneux ou puriformes à l'intérieur de ces pustules ;

3.º Une disposition telle, que ces enduits pseudo-membraneux tendent à s'interposer entre les membranes fibro-muqueuses de ces cavités et les fibro-cartilages ou planchers osseux sous-jacents ;

Puis, sortant des limites des fosses nasales, nous constaterons 4.º une reproduction tout-à-fait analogue sinon identique sur diverses parties du corps, des lésions élémentaires que nous venons de constater dans les fosses nasales considérées comme le siége primordial de la morve aiguë par infection.

Ainsi que de même, que dans les fosses nasales nous trouvons des pustules tapissées de pseudo-membranes, s'appuyant sur la pituitaire excoriée, de même les pustules des membres et du torse étaient aussi elles tapissées de pseudo-membranes et s'appuyaient sur une surface dermique excoriée, un peu amincie.

De même, que dans les fosses nasales, nous voyons une infiltration purulente se glisser entre la face supérieure et inférieure des os palatins et les circonscrire d'une telle manière, que ces surfaces osseuses étaient complétement dénudées de leur membrane corrélative, et que le voile du palais détaché de ses points d'insertion flottait sans adhérence osseuse au milieu de l'arrière-gorge; de même dans les divers points où se sont produits des abcès, une disposition analogue se remarque; chez notre sujet un abcès existait à la fosse temporale droite, et cet abcès, comme celui des fosses nasales, avait pour paroi, d'une part l'os temporal, complétement dénudé de son périoste et imprégné de pus, et d'autre part le périoste soulevé, refoulé et formant paroi extérieur de cet abcès qui tendait plutôt à procéder par décollement progressif qu'à surgir à la périphérie du corps.

Une disposition analogue se remarque dans ce petit abcès qui existait près du larynx, lequel comme celui de la voûte palatine, comme celui de la fosse temporale siégeait immédiatement sur le fibro-cartilage dénudé.

De quelle nature fut, dans notre observation, la fluxion rhumatismale observée sur les genoux et sur les poignets?

Nous le répèterons, cette fluxion, bien que primordiale en apparence, fut pour nous secondaire, existant sans doute au même titre que ce noyau ecchymotique du foie, et indiquant comme lui des phénomènes de pyogénie; voilà ce qui expliquerait peut-être pourquoi l'endocardite n'a jamais été observée avec ce prétendu rhumatisme de la première période de la morve; voilà pourquoi, malgré nos recherches, nous ne l'avons point trouvée dans le cas que nous analysons, et que même l'absence presque complète de fièvre fut, dans notre observation, une de ces circonstances négatives qu'il n'est pas sans importance de noter.

Nous aurions donc tendance à conclure :

1.º Que, dans la morve aiguë produite par infection, le phénomène primitif et véritablement générateur doit être une altération spéciale des fosses nasales et des anfractuosités diverses qui en dépendent.

2.º Que cette altération formant le fait essentiel de la morve aiguë, se caractérise par des pustules siégeant à la surface de la membrane pituitaire, et par des dépôts purulents et pseudo-membraneux interposés entre la pituitaire et les surfaces osseuses elles-mêmes.

3.º Que ces pustules, qui se présentent complètes ou déchirées, se répandent à la surface de la membrane pituitaire avec boursouflement très-marqué du tissu ambiant, que la partie inférieure des fosses nasales serait le point particulièrement affecté, que de là l'altération anatomique se propagerait dans le reste des cavités nasales, envahissant les voies lacrymales et les sinus maxillaires, le conduit guttural et pénétrant jusqu'à l'orifice laryngien des voies respiratoires.

4.º Que les membranes pituitaires ne seraient pas affectées seulement par leur surface libre, mais qu'elles le seraient aussi par leur surface osseuse ou adhérente, que le second genre d'altérations se caractérisant par l'épanchement d'un enduit purulent ou pseudo-membraneux, aurait pour effet d'opérer le décollement progressif de la membrane pituitaire et même de la membrane palatine, et de déterminer la dénudation des os palatins et leur imprégnation purulente, comme nous l'avons vu dans notre observation particulière.

5.º Que cette lésion primordiale des fosses nasales déterminerait au sein du tissu cutané, ou sous le périoste lui-même, des altérations analogues à celles que nous trouvons dans les fosses nasales; que ces pustules avec amincissement du derme et enduit pseudo-membraneux, observées sur la peau, seraient les analogues de celles que nous avons trouvées à la surface de la pituitaire, de même que cet abcès observé chez notre sujet dans la fosse temporale entre le périoste soulevé par le pus et l'os temporal même, se trouverait l'analogue de cet abcès naso-palatin, qui avait pour parois, d'une part les os palatins dénudés, d'autre part la membrane fibro-muqueuse, soulevée et privée de toute adhérence; qu'en un mot, les lésions anatomiques existant dans les fosses nasales, trouveraient leur reproduction dans les tissus similaires ou analogues.

6.º Enfin, qu'en analysant les divers éléments constitutifs de la morve aiguë par infection, nous arrivons à penser qu'elle comprend à la fois des phénomènes spéciaux se manifestant primordialement, sans doute, dans les fosses nasales, secondairement sur la peau, dans le tissu sous-cutané, dans les interstices musculaires, sous le périoste lui-même, que les uns et les autres, quels que puissent être leur ordre et leur date d'évolution, ont entre eux des analogies, des similitudes irrécusables; qu'à côté de ces phénomènes spéciaux et, sans doute, développés par eux, se montrent des indices de pyogénie, tels, peut-être, que ces fluxions articulaires si habituellement observées dans la morve aiguë, tels, assurément, que ces noyaux métastatiques dans le foie et dans les poumons; qu'en attribuant à l'affection des fosses nasales un rôle primordial, il y aurait lieu dans tous les cas où, indépendamment de tout coryza, on pourrait néanmoins soupçonner l'existence de la morve, il y aurait lieu, disons-nous, d'examiner avec grande attention les fosses nasales, et d'y appliquer aussi promptement les médications topiques que pourrait suggérer une semblable localisation.

Nantes, Imprimerie de M.ᵐᵉ v.ᵉ Camille Mellinet. — 46,110.

9 782013 048712